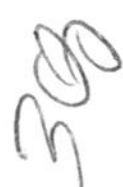

AF233501

SUR UNE NÉPHRECTOMIE SUIVIE DE GUÉRISON.

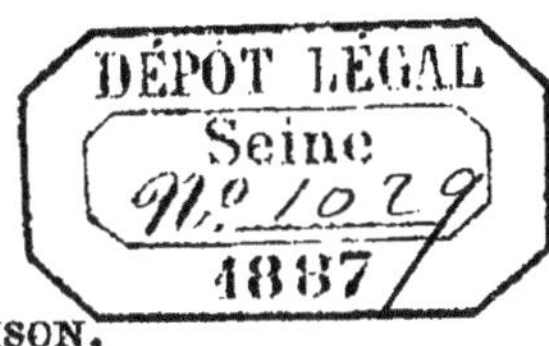

Par le Docteur POLAILLON.

*Chirurgien de la Pitié, Agrégé à la Faculté,
Membre de l'Académie de Médecine.*

Sans être une opération fréquente, la néphrectomie n'est plus cette opération exceptionnelle que l'on citait naguère encore comme une rareté. Elle est maintenant classée dans la catégorie des opérations les meilleures, les plus utiles et même les plus urgentes. De jour en jour ses indications et son manuel opératoire sont mieux connus.

Lorsqu'on se trouve en présence d'une pyélo-néphrite calculeuse, d'une fistule uretérale, d'un rein flottant névralgique, d'une tumeur rénale, de certaines plaies pénétrantes du rein, le seul moyen de conserver la vie des malades ou de les délivrer d'une infirmité intolérable est d'enlever le rein affecté.

Deux accidents principaux, l'hémorrhagie et la péritonite rendent la néphrectomie particulièrement dangereuse. Le procédé de choix est donc celui qui assure le mieux l'hémostase des gros vaisseaux du hile et qui ménage le plus complètement le péritoine.

L'incision abdominale ouvre nécessairement la cavité péritonéale. Sa mortalité est de 55 pour 100. L'incision lombaire permet d'agir en dehors du péritoine, et donne une mortalité moindre de 33 pour 100. C'est évidemment ce dernier procédé qu'il faut préférer, toutes les fois qu'il est possible.

Pour atteindre le rein par la voie lombaire, je conseille de faire une incision verticale sur le bord externe des muscles de la masse lombaire, depuis la douzième côte jusqu'à la crête iliaque. Si l'ouverture, qu'on obtient ainsi, n'est pas assez grande pour extraire un rein volumineux, je prolonge l'incision en avant, à un centimètre au-dessus de la crête iliaque, et j'arrive, s'il en est besoin, jusqu'au voisinage de l'épine iliaque antérieure et supérieure. Cette incision en L me paraît préférable à l'incision courbe à concavité antérieure, parce qu'elle se rapproche le plus possible du hile et qu'elle donne beaucoup de jour pour passer les ligatures autour des vaisseaux.

Il est le plus souvent impossible de lier isolément les vaisseaux et l'uretère, qui forment le pédicule du rein. Dans l'observation, que je vais rapporter, je me suis borné à lier en masse tout le pédicule, veine, artère et uretère. Mais alors il me paraît prudent de placer deux ligatures superposées, et, pour avoir plus de sécurité contre l'hémorrhagie, de lier encore, au niveau de la section du hile, le bout de l'artère, de la veine et de l'uretère.

Enfin, il ne faut pas oublier que le hile est plus long à gauche qu'à droite. Il en résulte que la ligature des vaisseaux et, par suite, la néphrectomie offre moins de difficulté et moins de danger quand on opère sur le rein gauche.

OBSERVATION

Pyélo-néphrite calculeuse. Néphrectomie. Guérison (1).

La nommée Louise M..., âgée de vingt-sept ans, blanchisseuse, entre, le 28 mars 1885, à l'hôpital de la Pitié, salle Grisolle, n° 26, dans le service du professeur Cornil, alors suppléé par M. Chauffard. Son admission est motivée par une douleur et par une tuméfaction dans le flanc gauche.

Ses *antécédents* héréditaires n'offrent rien à noter. Réglée a quinze ans, ses menstruations ont toujours été irrégulières et ont cessé depuis deux ans. Aucune grossesse. En somme, santé

---

(1) Le rein enlevé a été montré à l'Académie de Médecine le 5 mai, et à la Société médicale des Hôpitaux le 8 mai 1885. L'opérée guérie a été présentée à l'Académie de Médecine le 7 juillet 1885, et à la Société de Chirurgie le 13 novembre de la même année.

assez bonne. Cependant, dès sa jeunesse, Louise M... a ressenti des douleurs dans le côté gauche de l'abdomen, douleurs souvent assez prononcées pour l'empêcher de courir et de jouer avec les enfants de son âge. De dix-sept à vingt-et-un ans, ces douleurs s'apaisèrent notablement; mais, depuis deux ans, elles sont revenues, sans affecter les caractères de la grande attaque de la colique néphrétique. Elle n'a jamais constaté la présence de calculs ni de graviers dans ses urines.

Au commencement de février 1885, survint une poussée douloureuse aiguë dans le flanc gauche. Pour la première fois, le séjour au lit devint nécessaire. Les douleurs furent très vives et s'irradièrent, en bas, jusqu'au sommet de la cuisse, en haut, jusqu'à la base du thorax. Elles étaient exaspérées par le décubitus latéral droit. En même temps, la malade eut des frissons répétés et de la fièvre pendant une dizaine de jours.

La tuméfaction du flanc gauche existait-elle déjà au moment de cette poussée inflammatoire? Il est difficile de le savoir. La malade affirme seulement que, depuis un mois et demi, elle ne peut plus mettre son corset.

A l'hôpital, M. Chauffard ne constate aucune saillie visible dans la région lombaire et le flanc gauches; mais la palpation lui démontre, dans la profondeur de cette région, une tumeur régulière, résistante, qui semble dépendre du rein. A ce niveau existent une matité complète et une fluctuation assez nette.

La miction était régulière et indolore. Les urines n'avaient jamais contenu de sang, mais elles laissaient déposer une couche de pus au fond du vase.

Le *diagnostic* précis de cette affection rénale était à établir. M. Chauffard écarta la périnéphrite à cause de la marche lente et presque apyrétique des accidents, et à cause de l'évolution d'arrière en avant de la tumeur, évolution qui, dans l'hypothèse d'un phlegmon périnéphritique, aurait dû au contraire tendre à se faire vers les téguments de la région lombaire. Il trouva les douleurs trop vives, pour qu'on put admettre une simple hydronéphrose. D'autre part, les sensations très pénibles qu'éprouvait la malade dans les changements de position, rappelait si bien celle que détermine la présence d'une pierre dans la vessie, que M. Chauffard s'arrêta à l'idée d'un calcul retenu dans le bassinet dilaté et enflammé. Il eut l'obligeance de m'appeler à visiter cette intéressante malade. Je partageai entièrement sa manière de voir.

Une ponction aspiratrice faite avec une seringue de Pravaz ramenait un liquide clair, jaunâtre, d'apparence urineuse ; mais un trocart de Potain, pénétrant plus profondément, permettait d'extraire 300 grammes d'un liquide grisâtre, qui par le repos se dédoublait en deux couches : un sédiment, dont le microscope et les réactions chimiques attestaient la nature purulente, et un liquide où l'analyse décelait une proportion de 18 grammes d'urée par litre.

Pour compléter le diagnostic, nous convînmes d'administrer à l'intérieur du salycilate de soude et d'injecter ,dans la poche rénale, une solution de fuschine. Après avoir fait prendre à la malade deux grammes de salycilate de soude, on retrouva le lendemain ce médicament dans le liquide extrait par une ponction du rein. On injecta ensuite dans la poche rénale un gramme d'une solution de fuschine ; une heure après, l'urine était colorée en rouge. Par conséquent, la tumeur était en connexion, d'une part, avec le rein, d'autre part, avec là vessie, c'est-à-dire qu'elle était formée par le rein lui-même.

Il ne manquait au diagnostic que de sentir le calcul avec l'extrémité du trocart ; mais cette sensation, que l'on a signalée dans quelques observations, fit complètement défaut dans le cas que nous rapportons.

Comme la poche rénale se remplissait rapidement après les ponctions, et que les ponctions n'apportaient qu'un soulagement éphémère aux souffrances très vives de la malade; comme, d'ailleurs, tous les organes étaient sains, et en particulier le rein droit, nous songeâmes, M. Chauffard et moi, à intervenir par une opération, la néphrotomie ou la nephrectomie.

Le 6 avril, Louise M... est transportée dans mon service, salle Gerdy, n° 21.

L'état général de la malade est assez satisfaisant. De temps en temps une poussée fébrile survient, et la température monte à 38°; 38° 8 ; 39° , et même 39° , 8. Chaque fois que la température s'élève, les douleurs du flanc gauche sont plus vives et les urines contiennent une plus grande quantité de pus.

La quantité d'urine rendue en 24 heures oscille entre 900 et

1100 grammes. Ce liquide ne contient ni albumine, ni sucre, ni petits calculs.

La tumeur est fluctuante, très douloureuse à la pression. Elle s'étend verticalement depuis la onzième côte jusqu'à la fosse iliaque; transversalement, depuis une ligne située à trois travers de doigt en dehors de l'ombilic jusqu'aux muscles lombaires au-dessous desquels elle se perd.

Le toucher vaginal n'apprend rien. Les culs-de-sac sont libres et l'utérus normal.

Depuis longtemps, la patiente mange peu. Elle ne vomit pas et digère assez bien les aliments. Bien que son amaigrissement soit considérable, ses forces sont encore assez bien conservées. Mais il importe de ne pas retarder plus longtemps l'opération.

Opération le 30 avril, avec l'assistance de M. Chauffard.

La malade, endormie par le chloroforme, est maintenue couchée sur le côté droit. Précautions antiseptiques. Spray phéniqué.

Immédiatement en dehors des muscles de la masse lombaire, je pratique, avec le bistouri, une incision verticale, qui s'étend du bord inférieur de la douzième côte à la crête iliaque. Arrivé sur les plans musculaires, je laisse le bistouri pour le thermocautère, et je pénètre, presque sans écoulement sanguin, jusqu'à un organe rouge foncé, qui est le rein. Je suis frappé de voir que cet organe est animé de mouvements très étendus de haut en bas et de bas en haut, mouvements qui correspondent aux contractions du diaphragme pendant la respiration.

Le rein ne paraissant pas avoir contracté des adhérences avec les tissus voisins, je me décide à en pratiquer l'ablation totale plutôt que de faire la néphrotomie, opération peu sûre dans le cas de rein calculeux, parce qu'elle laisse subsister un organe malade, qui produira de nouveaux calculs.

Je décolle facilement, avec le doigt, toute la face postérieure du rein, ce qui me permet de constater qu'il a un volume considérable. Il s'étend depuis la voute du diaphragme, jusqu'au détroit supérieur du bassin; et, en glissant plusieurs doigts sur sa face antérieure, je n'atteins pas son bord interne. Il est évident que l'incision n'est pas suffisante pour circonscrire le hile et y placer une ligature.

De l'extrémité inférieure de l'incision verticale, je fais partir une incision horizontale, qui se dirige en avant, en suivant la

crête iliaque dans l'étendue de 6 à 7 centimètres (voy. la fig.).
J'obtiens ainsi un lambeau triangulaire, qui va me donner assez
de jour pour compléter l'isolement du rein et pour lier les vaisseaux de son hile.

Deux tentatives, pour embrasser avec un fil le hile du rein,
échouent complètement. En cherchant la cause de cet échec, je
sens profondément un gros calcul, qui est probablement contenu
dans le bassinet, et qui m'empêche de pédiculiser la tumeur.
Quelques pressions pour déplacer ce calcul provoquent la dé-
chirure du tissu rénal. Immédiatement, un flot de pus, mélangé
d'urine et de sang, s'échappe par la plaie.

A partir de ce moment, l'opération devient facile. Une pince,
introduite dans le bassinet dilaté, retire deux gros calculs, dont
l'un se brise et est extrait en deux fragments. Comme la déchi-
rure du rein saigne abondamment, je me hâte de faire attirer
cet organe au dehors pendant que je place autour de son hile
une ligature fortement serrée avec un fil de catgut double et de
moyenne grosseur. Une seconde ligature avec un fil de catgut
est serrée un peu au-dessus de la première. Puis le rein est dé-
taché, avec des ciseaux, à un centimètre au-dessous de la ligature
la plus inférieure. Par surcroît de précautions, j'applique encore, directement à la surface du pédicule, une ligature en catgut sur de gros vaisseaux béants.

Une artère de la paroi abdominale est liée avec un fil de soie.
Le tronc du nerf abdomino-génital a été coupé par l'incision
verticale. La cavité péritonéale n'a pas été ouverte. L'extrémité
supérieure de l'uretère est comprise dans la ligature du pédicule.

A la place du rein enlevé, on voit une vaste cavité que je lave
soigneusement avec de l'eau phéniquée au 20me. Enfin l'hémostase étant complète, je rapproche les lèvres des incisions par
quatre points de suture avec fil d'argent, et j'établis un gros
drain dans la plaie. Pansement de Lister.

Suites. L'opérée se réveille lentement. Son pouls est très faible
On lui fait une injection sous-cutanée de 1 gramme d'éther.

Portée dans son lit, elle reste dans un assoupissement profond
jusqu'au milieu de la journée. Etant tout à fait réveillée, elle se
plaint d'une grande douleur dans la région rénale gauche et de
l'impossibilité de se remuer.

Vers cinq heures, émission de 250 grammes environ d'urine rougeâtre, qui n'a pas été conservée. Pendant la nuit, nouvelle émission d'une quantité égale d'une urine un peu noircie par l'absorption de l'acide phénique, mais ne contenant ni albumine ni sucre. Pendant les premières vingt-quatre heures, la malade n'a rendu qu'un demi-litre d'urine environ.

Température du soir 38 degrés. Pouls très rapide, innombrable.

A dix heures du soir, un vomissement bilieux.

Douleurs vives que l'on calme par une injection hypodermique d'un demi-centigramme de morphine.

1er mai. — Douleurs très vives dans le ventre, la jambe et la cuisse du côté opéré. Température : 38°,4 le matin ; 38°,8 le soir. Pouls à 120. Point de vomissement ; point de phénomènes alarmants. L'impossibilité de se soulever convenablement empêche de recueillir toutes les urines. On en recueille 150 grammes environ. Elles sont claires et ne contiennent plus de pus, pas d'albumine ni de sucre.

2 mai, — Premier pansement. Lavage de la plaie avec de l'eau phéniquée au 20me. Le drain est raccourci. Le flanc est déprimé. Point de ballonnement du ventre. Emission normale des gaz intestinaux. Les douleurs sont très amoindries.

T. matin 39°,3 ; pouls 120. Soir 39°,3 ; pouls 140.

Les urines contiennent 25 grammes d'urée par litre. Mais la quantité d'urine rendue en 24 heures est loin d'égaler un litre.

3 mai. — Les douleurs disparaissent de plus en plus.

Température : matin 37°,5 ; pouls 132. Soir 38°,6 ; pouls 112,

4 mai. — Bien-être remarquable. Apparition des règles.

Température : 38° le matin ; 38°,8 le soir. Pouls 120.

5 mai. — Second pansement. Deux fils de la suture sont enlevés. Lavage de la plaie avec une solution d'acide borique, parce que l'urine a une teinte un peu noirâtre. Etat très satisfaisant.

Température : 38°. Pouls 112.

Emission d'un litre environ d'une urine claire, qui laisse précipiter des urates par le refroidissement.

6 mai. — Les règles continuent peu abondantes. La malade a peu d'appétit, cependant elle mange un peu de viande, un potage avec deux œufs, du vin de Bordeaux. Les urines sont toujours noirâtres. Sueurs assez abondantes.

Température : soir 38. Pouls 116.

7 mai. — Pansement. Toute la plaie est réunie sauf, au niveau de l'extrémité des incisions et du point où elles se rejoignent à angle droit. Dans ces points, en effet, des tubes à drainage sont établis et laissent écouler un peu de suppuration. L'eau boriquée des lavages ressort facilement par ces divers orifices, quand on pousse l'injection par l'un d'eux. Les urines n'ont plus une teinte enfumée.

Température : soir 37°,8. Pouls 110.

8 mai. — Les règles cessent. Etat général excellent. Un peu d'appétit. La malade ne souffre presque plus. Elle peut se remuer assez facilement. Selle peu abondante après un lavement avec glycérine.

Température : soir 37°,8. Pouls 104.

9 mai. — Pansement. Le pus qui sort par les drains est plus abondant et a une odeur un peu fétide. Lavage boriqué de la cavité. Les fils de la ligature se détachent et tombent. Selle normale après lavement.

Temperature soir, 37°, 6, Pouls 98.

11 mai. — Pansement. Les deux derniers fils sont enlevés. Lavage de la cavité avec de l'eau phéniquée au vingtième, parce que la solution boriquée ne me paraît pas assez énergique pour combattre la fétidité du pus. La cavité est, d'ailleurs, fort réduite, et les chances d'absorption carbolique sont minimes.

La température est normale.

Rien à noter les jours suivants.

20 mai. — Les urines étant redevenues un peu noirâtres, je me sers d'une solution de sublimé au millième, pour les lavages. Ces lavages font sortir plusieurs pelotons de tissu cellulaire blanchâtre, sphacélé.

Les 23 et 25 mai. — Les irrigations entraînent encore plusieurs paquets de tissu cellulaire sphacélé, gros comme le pouce, moulés comme des matières fécales. Ces amas de tissu mortifié proviennent vraisemblablement de la capsule cellulo-adiqueuse du rein qui s'élimine par lambeaux. L'odeur fétide du pus, que je constatais depuis plusieurs jours, vient de là.

1 juin. — Le pus n'a plus d'odeur fétide et sa quantité a notablement diminué.

10 juin. — La malade se lève pour la première fois.

19 juin. — La cavité ne verse plus qu'une petite quantité de pus par une ouverture fistuleuse située au sommet de l'angle formé par les deux incisions. La malade ressent des douleurs assez vives dans le flanc et dans le ventre, douleurs qui coïncident avec l'apparition des règles.

4 juillet. — La malade se lève pendant plusieurs heures par jour. L'écoulement du pus est devenu presque insignifiant Le pli de l'aine, la partie supérieure de la cuisse sont insensibles, en raison de la section de la branche abdomino-génitale.

L'embonpoint habituel est revenu. La malade pèse exactement 35 kilos, poids bien minime, mais qui tient à la gracilité de ses membres et de toute sa personne.

Un des points les plus intéressants de cette observation était de savoir comment s'accomplissait la fonction rénale. Dans ce but, j'ai fait noter la quantité d'urine rendue chaque jour et, en même temps, la dose d'urée correspondante à un litre de cette urine. L'urine émise en 24 heures n'a pu être recueillie exactement pendant les premiers jours, en raison de l'impossibilité où se trouvait la patiente de se soulever sur un bassin. Mais, dès le sixième jour après l'opération, les relevés commencèrent rigoureusement. Ils sont consignés dans le tableau suivant :

Date	Quantité d'urine en 24 heures.	Quantité d'urée correspondante à 1 litre de cette urine.
5 mai	1.250 grammes	10 gr. 86
6 mai	1.300 —	7 74
7 mai	1.250 —	9
9 mai	1.200 —	12 50
11 mai	1.000 —	5 44
12 mai	1.100 —	7 74
19 mai	750 —	27
20 mai	1.200 —	19
23 mai	1.250 —	10 50
24 mai	1.300 —	5 5
25 mai	1.000 —	3 90
26 mai	1.500 —	4 50
27 mai	1.800 —	6 09
28 mai	1.400 —	9 05
1er juin	550 —	14 83
3 juin	1.250 —	8 50

Date	Quantité d'urine en 24 heures.	Quantité d'urée correspondante à 1 litre de cette urine.
4 juin	1.300 grammes.	7 gr. 60
6 juin	1.300 —	9 05
7 juin	1.000 —	10 32
8 juin	1.300 —	6 25
10 juin	1.400 —	9 67
11 juin	1.250 —	7 74
12 juin	1.200 —	9 03
13 juin	1.300 —	9 50
14 juin	1.300 —	8 75
15 juin	1.250 —	9 50
16 juin	1.350 —	8 90
17 juin	1.300 —	9 67
21 juin	1.000 —	8 34
29 juin	1.300 —	8 50
Total	36.650 grammes	284 gr. 52

On remarquera que les fluctuations dans la quantité de l'urée excrétée ont été très grandes d'un jour à l'autre. Mais, chez l'homme sain, dont les deux reins fonctionnent, les fluctuations de l'urée ne sont pas moins grandes, selon les diverses conditions de l'exercice, de l'alimentation, de l'état du système nerveux.

D'après les trente relevées du tableau précédent, mon opérée produisait, en moyenne, 1221 grammes d'urine en 24 heures et 9 gr. 484 d'urée par litre d'urine, ou 11 gr. 58 d'urée pour les 1221 grammes d'urine émise chaque jour.

Cette quantité d'urée paraît, au premier abord, fort au-dessous de la normale, qui est de 25 à 30 grammes en vingt-quatre heures. Mais elle est en rapport avec le poids de mon opérée, qui ne pèse que 35 kilogrammes. Un homme, de 60 kilogrammes et dans les conditions d'alimentation ordinaire, excrète en moyenne par les urines 25 à 30 grammes d'urée. Mais il est évident qu'un individu, qui n'aurait que la moitié de ce poids, ne devrait excréter que la moitié de cette dose d'urée, c'est-à-dire 12 à 15 grammes. Or, Louise M..., produisant près de 12 grammes d'urée pour un poids de 35 kilogrammes, se rapproche très sensiblement de l'état physiologique.

Cette observation confirme le fait déjà connu, à savoir qu'un seul rein suffit à l'intégrité de la fonction urinaire et à l'entretien de la vie.

Le 7 juillet. — Louise M... vient à l'Académie de médecine où elle est soumise à l'examen de mes confrères. Elle portait encore, au niveau de sa cicatrice, une petite fistule donnant issue à quelques gouttes de pus.

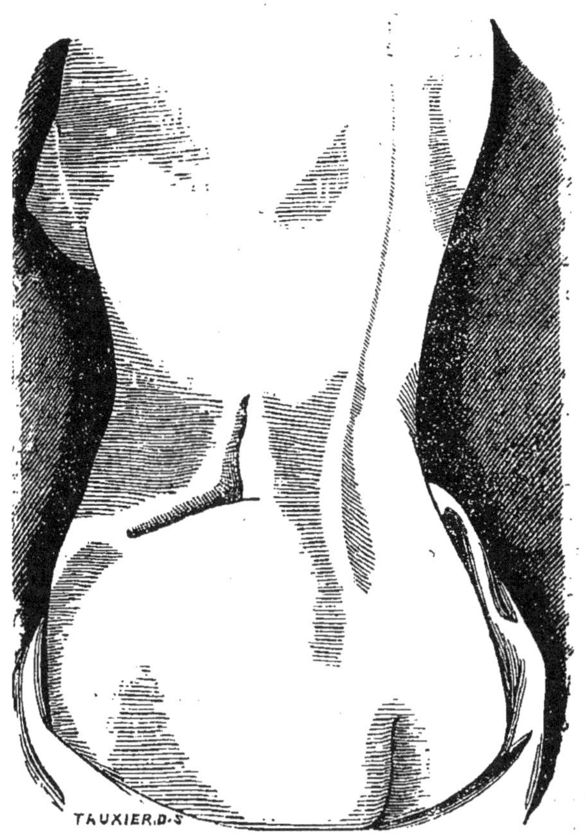

Cicatrice d'une néphrectomie par le procédé de l'incision en L (Dessin par M. le Dʳ Ménager, d'après une photographie).

Le 18 juillet. — Elle quitte la Pitié, très bien portante, mais la fistulette existe encore.

Tous les dix ou quinze jours, elle revenait à la Pitié, pour me faire constater son état, qui restait excellent.

A la fin du mois d'août, la fistulette était complètement cicatrisée. Louise M... fut photographiée, à cette époque, par mon ami, le docteur Ménager, qui voulut bien faire, d'après cette photographie, un excellent dessin qui montre l'incision opératoire et la cicatrice consécutive.

Le 18 novembre. — Je présente Louise M... à la Société de chirurgie. On voit, sur la région lombaire gauche, la trace linéaire blanchâtre de l'incision angulaire. Il est remarquable que la cicatrice de la néphrectomie n'ait subi aucune dépression et que la forme du flanc gauche ne soit aucunement modifiée.

La santé de l'opérée s'est complètement rétablie. Sa menstruation s'est régularisée depuis l'ablation du rein malade. Le rein droit suffit à l'intégrité de la fonction urinaire. Je dois ajouter cependant que Louise M... se plaint, depuis quelque temps, d'une douleur vague dans la région du flanc droit. Sauf ce malaise, qui est très léger, l'urine n'est pas altérée et rien n'indique que le rein droit tende à devenir malade.

Examen du rein enlevé. — Le rein est distendu de manière à former, avec le bassinet, une tumeur comparable au volume des deux poings réunis. Le tissu du rein est refoulé excentriquement, surtout au niveau des calices, où il ne forme plus qu'un simple dôme membraneux. C'est au niveau d'un de ces points distendu et aminci, qu'il s'est rompu pendant l'opération.

Sa coupe offre un aspect blanchâtre et, dans beaucoup d'endroits, on ne distingue plus la substance corticale et la substance tubuleuse.

Les calculs sont au nombre de cinq ou six. Les plus petits étaient logés dans la cavité de quelques calices. Les deux plus importants, libres dans le bassinet, bouchaient plus ou moins l'orifice de l'uretère et produisaient une rétention habituelle de l'urine dans le bassinet et les calices. De là la distension de ces organes et du tissu rénal. Mais, de temps en temps, un déplacement des calculs laissait la voie libre et l'urine mêlée de pus arrivait dans la vessie. On s'explique ainsi pourquoi l'urine émise par l'urèthre était tantôt plus, tantôt moins purulente, selon que le liquide secrété par le rein malade pouvait affluer dans la vessie en quantité plus ou moins grande. On comprend, en outre, pourquoi la poche rénale n'était pas arrivée à un volume énorme, comme on l'observe dans certaines hydronéphroses, puisque son contenu s'écoulait peu à peu par une sorte de regorgement.

La forme des calculs est fort variable : les plus petits sont arrondis ; les deux plus gros sont irréguliers avec des prolongements volumineux, qui semblent moulés dans la cavité des calices.

Leur poids est faible relativement à leur volume. Les deux gros calculs pèsent seulement 35 grammes.

Leur consistance est friable, et l'on a vu que l'un d'eux s'est brisé en plusieurs fragments en le saisissant avec des pinces pendant l'opération.

Ils sont formés par des couches concentriques d'une substance blanche, qui ne renferme ni urate, ni oxalate de chaux ; mais qui contient une grande quantité de phosphate tricalcique.

Avec le microscope, on ne constate pas de phosphate ammoniaco-magnésien ; ce qui tient à ce que la magnésie (dont la quantité est d'ailleurs très faible) est englobée dans des masses de phosphate tricalcique.

M. Chastaing, pharmacien en chef de la Pitié, a bien voulu analyser ces calculs. Voici, d'après ce chimiste distingué, quelle est leur composition chimique exacte :

Eau (dosée en chauffant à 100°)................	10,70
Matières organiques...........................	11,50
Phosphate ammoniaco-magnésien (100°)........	11,86
Phosphate tricalcique.........................	65,24
Chlorure de sodium...........................	0,70
	100,00

L'examen histologique du rein a été fait par M. Chauffard (Bul. de la Soc. Médicale des Hôpitaux, p. 170 ; 1885). Dans les régions les moins altérées, qui se rencontraient aux deux extrémités de l'organe, la substance rénale présentait, à l'œil nu, ses caractères normaux de coloration et d'épaisseur. Au microscope, « sur une vue d'ensemble, on constatait que les tubes contournés de la substance corticale étaient élargis, que leur lumière était agrandie par un double processus, la dilatation de la cavité tubulaire et l'aplatissement de l'épithélium qui la revêt. Pas de sclérose intercanaliculaire, du reste, ni de foyers embryonnaires. Avec un plus fort grossissement, on voyait que l'état des épithéliums tubulaires était loin d'être partout le même. A côté de tubuli presque normaux, à revêtement cellulaire régulier, à cavité peu dilatée, on trouvait d'autres tubes contournés, élargis et béants, tapissés par un épithélium aplati, à peine grenu, en voie d'atrophie manifeste... Quant aux glomérules et aux vaisseaux, ils ne présentaient pas de lésion. La substance médullaire, et notamment le sommet de la pyramide, montrait un léger épaississement du stroma conjonctif.

« Tout autre est l'aspect des coupes, si l'on examine une des parties centrales du rein très altérées et atrophiées à l'œil nu. Ici, la lésion histologique est énorme et partout diffuse. Ce qui domine, c'est l'accumulation des cellules embryonnaires, soit infiltrées, soit réunies en petits foyers nodulaires. Sur ce fond inflammatoire, apparaissent disséminés quelques tubes contournés, aplatis, étouffés par le tissu de granulation qui les entoure, et revêtus d'un épithélium à petites cellules cubiques et indifférentes. Dans ce qui reste de la substance médullaire, on retrouve quelques tubes droits, et des anses de Henle, dont quelques-unes contiennent des cylindres cireux. Quant au système artério-glomérulaire, il présente toutes les lésions de l'endartérite, parfois presque oblitérante et de la transformation fibreuse des glomérules.

« Dans les régions les plus altérées du rein, là où l'organe, refoulé par la distension des calices, est réduit à l'état de simple membrane, le processus histologique est le même, mais porté à son maximum de développement. On ne trouve plus qu'un tissu vaguement fibroïde, infiltré de cellules rondes et dépourvu de toute édification morphologique régulière. A peine quelques glomérules fibreux et quelques rares tubes droits caractérisent-ils l'origine rénale de ce tissu inflammatoire. Je dois ajouter que, sur une série de coupes, j'ai recherché le micro-organisme par le procédé de Gram et n'ont pu en trouver traces.

« On voit, par tout ce qui précède, que, suivant la région rénale que l'on examine, les lésions histologiques diffèrent du tout au tout et appartiennent à deux séries évolutives très dissemblables. Ici, simples lésions mécaniques, là, réaction inflammatoire intense. Un tel résultat serait fait pour surprendre, si nous ne nous rappelions que les calculs du rein et du bassinet entraînent à leur suite double conséquence : en obstruant plus ou moins l'orifice de l'uretère, ils augmentent la pression dans le bassinet et arrivent à en dilater notablement la cavité; d'autre part, leur contact seul est une cause d'irritation permanente pour le parenchyme rénal. Eh bien, cette double influence pathogénique se reflète, pour ainsi dire dans les lésions qu'elle suscite. Les deux extrémités du rein n'étaient point en rapport direct avec les calculs, elles n'ont donc subi que l'excès de tension du liquide retenu dans le bassinet, et en montrant que des lésions purement mécaniques produites par la stase urinaire. Au centre de l'organe, au contraire, le contact permanent et offensif des calculs a provoqué la plus vive réaction inflammatoire. »

La conclusion à tirer de cette longue observation a été excellemment mise en lumière par M. Chauffard dans sa communication à la Société médicale des hôpitaux (loc. cit. p. 172). Je ne saurais mieux faire que de citer les paroles de mon savant collègue: « Nous avions constaté, dit-il, que le rein fonctionnait régulièrement, que l'uretère était resté perméable; on pouvait donc espérer que l'ablation de l'organe ne serait pas nécessaire, et qu'une simple néphrotomie suffirait à amener la guérison. Il n'en a rien été, et les lésions macroscopiques constatées pendant l'opération, aussi bien que les altérations profondes du parenchyme rénal révélées par l'examen histologique, montrent qu'il n'y avait pas là matière à chirurgie conservatrice. Une intervention plus radicale s'imposait et pouvait seule débarrasser la malade dans le présent, et lui éviter, dans l'avenir , le risque bien probable d'une récidive calculeuse au sein d'un appareil rénal si gravement lésé. Il en sera, croyonsnous, souvent de même, et, sauf dans les cas de pyélite calculeuse récente et, par cela même d'un diagnostic plus incertain, la néphrectomie est appelée, grâce aux progrès merveilleux de la chirurgie antiseptique, à être l'opération de l'avenir. »

Imp. Typ. de M. Décembre, 326, rue de Vaugirard, Paris.